64 Ricette naturali per le persone che soffrono di malattie cardiache:

inizia una dieta per un cuore sano con queste ricette e cambia la tua vita per sempre!

Di

Joe Correa CSN

DIRITTO D'AUTORE

RINGRAZIAMENTI

Questo libro è dedicato ai miei amici e parenti che hanno avuto malattie lievi o gravi e che mi hanno permesso di trovare una soluzione e apportare le modifiche necessarie alle loro vite.

64 Ricette naturali per le persone che soffrono di malattie cardiache:

inizia una dieta per un cuore sano con queste ricette e cambia la tua vita per sempre!

Di

Joe Correa CSN

CONTENUTI

Diritto d'autore

Ringraziamenti

Cenni sull'autore

Introduzione

64 Ricette naturali per le persone che soffrono di malattie cardiache: inizia una dieta per un cuore sano con queste ricette e cambia la tua vita per sempre!

Altri titoli dell'autore

CENNI SULL'AUTORE

Dopo anni di ricerca, credo onestamente negli effetti positivi che una corretta alimentazione può avere su tutto il corpo e sulla mente. La mia conoscenza ed esperienza mi hanno aiutato a vivere in modo più sano nel corso degli anni e ho condiviso questo metodo con la famiglia e gli amici. Quanto più si sa di mangiare e bere sano, tanto prima si vorranno cambiare gli stili di vita e le abitudini alimentari.

La nutrizione è una parte fondamentale nel processo di mantenersi in buona salute e vivere più a lungo, quindi meglio iniziare da subito. Il primo passo è il più importante e il più significativo.

INTRODUZIONE

64 Ricette naturali per le persone che soffrono di malattie cardiache: inizia una dieta per un cuore sano con queste ricette e cambia la tua vita per sempre!

Di Joe Correa CSN

Le malattie cardiache sono un problema serio, in tutto il mondo. La mancanza di esercizio fisico, una dieta inadeguata e altre abitudini malsane possono influenzare negativamente il sistema cardiovascolare. Fare un cambiamento coerente alla tua dieta è il primo e più importante passo per avere un cuore più forte e una vita più lunga.

Scegliendo un piano di alimentazione sano, il rischio di malattie cardiache e ictus è notevolmente diminuito. Una dieta a basso contenuto di grassi saturi e grassi trans è essenziale. Mangia frutta e verdura, cibi ricchi di fibre, cereali integrali e pesce: sono deliziose opzioni. Queste ricette ti aiuteranno a gustare piatti deliziosi mantenendoti sulla strada giusta verso un cuore sano. Si tratta di un cambiamento che ti permetterà di godere di una vita più felice e attiva.

64 RICETTE NATURALI PER LE PERSONE CHE SOFFRONO DI MALATTIE CARDIACHE: INIZIA UNA DIETA PER UN CUORE SANO CON QUESTE RICETTE E CAMBIA LA TUA VITA PER SEMPRE!

1.   Barchette di patate dolci al forno

Un giro su una tradizionale barchetta di patate cotte al forno, quelle dolci sono un'alta fonte di Magnesio. Il Magnesio è un induttore anti-stress e favorisce il rilassamento, riduce lo stress sul cuore per un ritmo cardiaco sano.

Ingredienti:

• 2 patate dolci, pulite e bucherellate più volte con una forchetta

• 2 strisce di pancetta, cotta e tagliata

• Olio extra vergine di oliva, 2 cucchiaini, separati

• 2 cucchiai di yogurt greco

• 1/4 cucchiaino di cannella in polvere

• 1/2 tazza feta sbriciolato

• 1/3 di tazza di erba cipollina tritata

Preparazione:

Preriscaldare il forno a 400 gradi F.

Mettere le patate dolci sulla teglia da forno e cuocere per 45-50 minuti, fino ad ammorbidirle. Lasciar raffreddare.

Una volta abbastanza maneggiabili, togliere la maggior parte della polpa dalla buccia, lasciando che le bucce rimanenti formino delle barchette. Schiacciare le patate dolci con 1 cucchiaino di olio d'oliva, yogurt greco, cannella, sale e pepe.

Mettere le bucce sulla teglia. Reinserire la polpa di patate nelle bucce. Cospargere con feta e utilizzare una forchetta per spingere un po' di formaggio all'interno della polpa di patate. Irrorare con l'olio rimasto e rimettere in forno, per altri 5 minuti.

Cospargere con erba cipollina e servire.

Informazioni nutrizionali:

Calorie totali: 306

Vitamine: vitamina A 972 mg, vitamina B12 1,0 mg, Fosforo 319mg,

Zuccheri: 11g

2.   Pollo e verdure estive

Ricche di Magnesio e altre vitamine e minerali essenziali, queste zucchine aiutano il flusso di sangue e l'attività cardio vascolare. Il corpo usa il Magnesio in oltre 300 modi diversi, molti dei quali sono per il cuore.

Ingredienti:

- 4 petti di pollo disossati e senza pelle

- 1 zucchina di medie dimensioni, tagliata in quarti

- 1 zucca gialla, a fette in quarti

- 1 tazza di pomodorini, tagliati a metà

- 1/2 tazza di parmigiano grattugiato

- 2 cucchiai di olio extravergine d'oliva

- 1 cucchiaino di timo secco

- 2 spicchi d'aglio, affettati

Preparazione:

Preriscaldare il forno a 350 gradi F.

Mescolare zucchine, zucca, aglio, e alcuni piccoli pomodori e timo nell'olio d'oliva e posizionare sul fondo di una teglia da 13 x 9 pollici. Terminare con i petti di pollo e cospargere di parmigiano.

Cuocere per 35-40 minuti o fino a quando il pollo è cotto e non rosa. Servire sulle verdure.

Informazioni nutrizionali:

Calorie totali: 387

Vitamine: vitamina B6 1,2 mg, vitamina C 20mg, 475mg di Fosforo, Selenio 46 mg, 24 mg di Niacina

Zuccheri: 7g

3. Insalata Superfood

La combinazione di verdure croccanti e salmone crea la perfetta combinazione di Omega 3 e vitamine del gruppo B per favorire la migliore funzione cardiaca possibile. Avocado, mirtillo e melograno regalano a questa insalata diverse vitamine essenziali!

Ingredienti:

- 1/4 di tazza di miele

- 1 cucchiaio di senape di grano intero

- 1 cucchiai di senape di Digione

- 1 cucchiai di olio extravergine di oliva

- 1 spicchio d'aglio, tritato

- 2 (4 oz) porzioni di salmone senza pelle

- 1/2 tazza di lattuga romana, tritata grossolanamente

- 1/2 tazza di cavolo, tritato grossolanamente

- 1/2 tazza di spinaci

- 1/2 tazza di rucola

- 1/2 tazza di mirtilli freschi

- 1/2 grande avocado, snocciolato e tagliato a strisce

- 2 cucchiai di semi di melograno

- 2 strisce di pancetta di tacchino senza nitrati, cotta e tritata

Preparazione:

Sbattere insieme al miele tutta la senape e l'aglio. Versare metà in un piatto fondo con le porzioni di salmone. Marinare per due ore. Mettere in frigo la restante metà da utilizzare come condimento per l'insalata.

Spruzzare una padella antiaderente con lo spray e scaldarla a fuoco medio. Soffriggere il salmone fino a cottura.

In grande ciotola, mescolare insieme lattuga, cavoli, spinaci e rucola con la quantità desiderata di condimento. Separare nelle porzioni. Cospargere con mirtilli, avocado, melograno, pancetta, e salmone cotto. Condire con condimento aggiuntivo a piacere.

Informazioni nutrizionali:

Calorie totali: 416

Vitamine: vitamina A 138µg, Vitamina B6 0.6mg, vitamina B12 2.6µg, vitamina D 8µg, vitamina K 87µg, 107µg di Folato

Minerali: Potassio 980mg, Magnesio 76mg, 380mg di Fosforo, Selenio 56µg, Niacina 10 mg

Zuccheri 3g

4. Insalata calda di agrumi e cavolo

L'accoppiamento di cavolo e limone crea una potente combinazione. Non solo l'equilibrio del limone dona un sapore audace al cavolo, ma unisce anche il ferro con la vitamina C. Quest'ultima migliora l'assorbimento del ferro permettendo al corpo di ottenere tutti i vantaggi da entrambi i supplementi.

Ingredienti:

- 1 cucchiaio di olio d'oliva

- 1/2 tazza di zucchine a dadini

- 1/2 tazza di melanzane a dadini

- 1/2 tazza di pomodoro a dadini

- 3 tazze di cavolo, tritato

- 1 tazza di spinaci, tritati

- 1/2 tazza di noci, tritate

- 1 cucchiaio di miele

- 2 cucchiai di succo di limone

Preparazione:

In padella, scaldare l'olio d'oliva a fuoco medio. Aggiungere le zucchine, melanzane e pomodori. Cuocere a fuoco lento.

Mescolare cavoli e spinaci insieme e dividerli tra le ciotole. Cospargere di zucchine e noci.

In una piccola ciotola, sbattere insieme il miele e il succo di limone. Versare sopra l'insalata e servire.

Informazioni nutrizionali:

Calorie totali: 521

Vitamine: vitamina A 340µg, Vitamina B6 1 mg, vitamina C 78mg, vitamina K 431µg

Zuccheri 7g

5. Spinaci estivi

Il sedano aggiunto a questo involtino, o a qualsiasi piatto, è un'opzione a basso contenuto calorico, con grande beneficio per il cuore. Pur senza modificare il sapore delle ricette, il sedano aumenta il flusso di ossigeno nel corpo, promuovendo le cellule sane e la funzione generale del cuore.

Ingredienti:

- 1 petto di pollo disossato e senza pelle, tagliuzzato

- 1 mela media, a cubetti

- 2 gambo di sedano, tritati

- 2 cucchiai di cipolla, tritata

- 3 cucchiai di yogurt greco

- 2 cucchiaini di miele

- 1/2 tazza di spinaci

- 2 grandi tortillas di grano integrale

Preparazione:

Unire tutti gli ingredienti, tranne spinaci e tortilla.

Disporre le tortillas su una superficie piana. Dividere gli spinaci tra le due tortillas, e inserire la miscela di pollo. Piegare un lato della tortilla e rotolarla per formare un burrito. Servire.

Informazioni nutrizionali:

Calorie totali: 256

Vitamine: vitamina B6 0.6mg, vitamina K 44µg

Minerali: Fosforo 260mg, Selenio 28µg, 6mg di Niacina

Zuccheri: 15g

6.   Salmone grigliato e cavolo cinese

Non solo questo salmone esalterà le spezie, ma apporterà Omega 3 e Fosforo. Il fosforo permette alle cellule cardiache sane di crescere e rimanere forti, migliorando la funzione cardiovascolare.

Ingredienti:

- 1 cucchiaio di timo essiccato

- 1 cucchiaino di aglio in polvere

- 1 cucchiaino di cipolla in polvere

- 1 cucchiaio di origano secco

- 1 cucchiaio di paprika affumicata

- 1 cucchiaino di pepe rosso

- Sale Kosher o di mare qb

- 1 (6 once) filetti di salmone

- 2 cucchiai di olio d'oliva

- 2 cipolle verdi, tritate

- 1 cucchiaio di radice di zenzero grattugiato

- 2 spicchi d'aglio, grattugiati

- 2 tazze di cavolo cinese, tritato

- 1 cucchiaio di acqua

- 1/2 lime, spremuto

Preparazione:

Unire le spezie in una piccola ciotola. Cospargere ogni lato di salmone con il mix di spezie. Lasciar riposare per 5-10 minuti.

Nel frattempo, scaldare 1 cucchiaio di olio d'oliva in una padella grande a fuoco medio. Una volta caldo, inserire il salmone dal lato della pelle. Cuocere fino a quando il pesce comincia a diventare marrone e croccante. Girare con cautela il salmone e continuare a cuocerlo per bene. Togliere dal tegame e far riposare.

In una padella di medie dimensioni, scaldare il residuo di olio. Aggiungere cipolla verde, zenzero e aglio. Cuocere, mescolando spesso, fino a quando la miscela comincia a rosolare. Aggiungere cavolo cinese e acqua, continuare a cuocere fino a quando il cavolo cinese è appassito e l'acqua è   evaporata.

Servire il salmone sopra il cavolo cinese e condirlo con succo di lime.

Informazioni nutrizionali:

Calorie totali: 559

Vitamine: vitamina B6 0,8 mg, vitamina B12µg, vitamina D 27µg, vitamina K 57µg

Zuccheri: 4g

7. Lasagne di petto di pollo

Piene di vitamina K, queste lasagne senza pasta sono una bomba per il cervello. La vitamina K regola il calcio nel corpo migliorando la salute generale del cuore.

Ingredienti:

• 1/2 libbra di petto di pollo senza pelle, tagliato in pezzi da 1 pollice

• 3 cucchiai di olio extravergine d'oliva

• 3 spicchi d'aglio, tritati

• 1 tazza di funghi, tritati

• 1 pomodoro tagliato a metà

• 10 once di spaghetti di grano, cotti

• 1/4 tazza di foglie di basilico fresco tritate

• 3/4 tazza di parmigiano grattugiato

Preparazione:

Versare un cucchiaio di olio d'oliva in una pentola o padella a fuoco medio. Aggiungere i pezzi di pollo e i funghi e cuocere fino a quando il pollo è dorato e i funghi ammorbiditi. Aggiungere l'aglio e i pomodori e cuocere per un altro minuto.

Aggiungere gli altri ingredienti ad eccezione del parmigiano. Mescolare e riscaldare. Servire nei piatti e spolverare di parmigiano.

Informazioni nutrizionali:

Calorie totali: 381

Vitamine: vitamina A 272 mg, vitamina C 98g, vitamina K 49 mg, Fosforo 384mg, Niacina 10mg

Zuccheri: 7g

8.   Insalata di pollo greca con cetriolo

L'insieme di spinaci e noci fa di questo piatto un'insalata superfood piena dei sapori del Mediterraneo. Gli antiossidanti proteggono contro la degenerazione cellulare mentre le vitamine B danno energia al cuore, migliorando l'afflusso sanguigno.

Ingredienti:

- 4 spicchio d'aglio, tritati, separati

- 2 cucchiaini di origano secco

- 2 cucchiai di succo di limone, separati

- 1 cucchiaio di olio d'oliva

- 2 petto di pollo disossato senza pelle

- 1/2 tazza di cetriolo grattugiato

- 1 tazza di yogurt greco

- 2 cucchiaini di aneto secco

- 4 tazze di spinaci

- 1/4 tazza di noci

- Formaggio feta, 1/4 di tazza

Preparazione:

Unire 2 spicchi di aglio, origano, 1 cucchiaio di succo di limone e olio d'oliva. Versare sopra il petto di pollo. Mettere da parte e lasciar marinare per 30 minuti. Dopo la marinatura, cuocere in padella a fuoco medio fino a quando la temperatura interna raggiunge i 165 e il pollo diventa marrone. Mettere da parte a riposare.

In una piccola ciotola, unire il cetriolo (tolta l'acqua in eccesso), yogurt, aneto, aglio rimanente, e succo di limone rimanente. Mescolare bene.

In due ciotole, dividere gli spinaci. Aggiungere 1 cucchiaio di yogurt in ogni ciotola e mescolare solo fino a quando le foglie sono completamente condite. Cospargere di noci, formaggio feta e pollo - servire.

Informazioni nutrizionali:

Calorie totali: 452

Vitamine: vitamina A 319µg, Vitamina B6 1.2mg, vitamina K 317µg

Minerali: Fosforo 481mg, Selenio 36µg, Riboflavina 0,5 mg, 10 mg di Niacina

Zuccheri: 7g

9.   Lenticchie e zuppa di verdure

Le lenticchie sono ricche di molte vitamine e minerali, troppi da elencare! Questo ingrediente chiave svolge un ruolo importante in ogni aspetto della salute del cuore - dall'aorta alle vene e alle arterie.

Ingredienti:

- 4 tazza di brodo di pollo o vegetale light

- 1 tazza di lenticchie marroni, sciacquate e crude

- 2 carote, pelate e tritate

- 2 gambi di sedano a dadini

- 1/2 tazza di cipolla rossa, tagliata a dadini

- 1 foglia di alloro

- 2 spicchi d'aglio, tritati

- 1/2 cucchiaino di cumino

Preparazione:

Aggiungere le carote, il sedano e le cipolle nell'olio d'oliva sul fondo di una pentola di medie dimensioni e scaldare a fuoco medio. Cuocere fino a quando le cipolle sono ammorbidite e trasparenti. Aggiungere l'aglio e far cuocere fino a quando diventa fragrante. Aggiungere il brodo, le lenticchie, la foglia di alloro, cumino, sale e pepe.

Portare lentamente a ebollizione e lasciar cuocere per 25-30 minuti, fino a quando le lenticchie saranno cotte e le verdure saranno appassite. Servire.

Informazioni nutrizionali:

Calorie totali: 575

Vitamine: vitamina A 346 mg, vitamina B6, 1.1mg, vitamina K 152 mg, Fosforo 660mg, Niacina 11mg

Zuccheri: 8g

10.   Pita con funghi e bistecca

Ad alto contenuto di vitamina E, questi funghi sono dei grandi amici del cuore. Il più potente di tutti gli amminoacidi, la vitamina E, permette al corpo di tornare alla normalità e protegge l'organismo e il cuore dallo stress, fornendo energia.

Ingredienti:

- 1 cucchiaio di olio d'oliva

- 1 cipolla rossa di media, a strisce

- 2 spicchi d'aglio, tritati

- 1 peperone rosso tagliato a striscioline

- 500 g di punta di manzo, tagliata a strisce sottili

- 1/4 tazza di funghi, affettati

- 2 cucchiaini di origano secco

- 1 cucchiaio di peperoncino in polvere

- 1/2 cucchiaino di cumino macinato

- 1/4 cucchiaino di peperoncino rosso

- 2 pita di grano intero tagliate a metà

- 4 foglie di lattuga romana, strappata in piccoli pezzi

- 1/4 tazza di yogurt greco

Preparazione:

Preriscaldare il forno a 350 gradi F.

In una grande padella, a fuoco medio-basso, soffriggere i funghi in olio d'oliva. Aggiungere cipolle, aglio e peperoni e continuare a rosolare fino a quando le cipolle e i peperoni sono teneri. Aggiungere le strisce di controfiletto, e cuocere a fuoco medio fino a quando non è più rosa. Cospargere con origano, peperoncino in polvere, cumino e pepe rosso. Mescolare bene, coprire e cuocere per 5 minuti. Togliere dal fuoco.

Riempire la pita con la miscela a base di carne, lattuga romana e cospargere con una cucchiaiata di yogurt.

Informazioni nutrizionali:

Calorie totali: 580

Vitamine: vitamina A 389 mg, vitamina B6 1.4mg, vitamina B12 2,7 mg, vitamina K 112 mcg, Selenio 70 mcg, Zinco 9mg, Niacina 16mg

Zuccheri: 9g

11. Insalata di avocado e uova

L'avocado contiene la giusta combinazione di grassi sani e vitamine per favorire e migliorare la funzione cardiaca. Sostenendo il flusso di sangue, l'avocado migliora i livelli di colesterolo e può prevenire l'ictus.

Ingredienti:

- 1/2 avocado maturo, snocciolato e pelato

- 1 uovo sodo, pelato e tritato

- 2 cucchiai di yogurt greco

- 1/4 cucchiaino di peperoncino tritato

- 1 cucchiaino di prezzemolo fresco tritato

- 1/4 tazza di spinaci freschi

- 2 fette di pane multicereali (tostato, se lo si desidera)

Preparazione:

Con una forchetta, mischiare insieme tutti gli ingredienti e servirli tra due fette di pane multicereali, cosparse di spinaci. Servire.

Informazioni nutrizionali:

Calorie totali: 372

Vitamine: vitamina B6 0.5mg, vitamina E 5mg, vitamina K 176 mcg, Selenio 23 mg, 0,5 mg di Riboflavina

Zuccheri: 3g

12.   Insalata di pollo con cavolo cinese, uva e noci

L'aggiunta del cavolo cinese aumenta le vitamine del piatto oltre alle proteine già contenute nel pollo! Il pollo offre la quantità minima di proteine giornaliere, essenziali per il corretto funzionamento del cuore.

Ingredienti:

•   4 once di petto di pollo disossato e senza pelle, cucinato e triturato

•   1/4 cucchiaino di paprika

•   1/4 tazza di cavolo cinese, a dadini

•   1 gambo di sedano tagliato a dadini

•   1/2 tazza di noci a dadini

•   12 acini di uve rosse senza semi, tagliati a metà

•   1/2 tazza di yogurt greco

•   2 cucchiaini di miele

•   1/4 cucchiaino di peperoncino tritato

•   4 fette di pane integrale

Preparazione:

Preriscaldare il forno a 325 gradi F.

Aggiungere le noci ad un pentolino, tostarle in forno per 10 minuti. Lasciar raffreddare.

In una ciotola media unire tutti gli ingredienti. Mescolare bene.

Tostare leggermente il pane, aggiungere insalata di pollo tra due pezzi di pane tostato, terminare con gli altri due pezzi di pane tostato. Tagliare i due panini a metà e servire.

Informazioni nutrizionali:

Calorie totali: 367

Vitamine: vitamina B6 0,6mg, Selenio 27 mcg, 9 mg di Niacina

Zuccheri: 16g

13. Fagioli neri con patate

I fagioli neri non sono gli unici ad alto contenuto di proteine, vitamine e minerali! I fagioli cannellini sono comunque una valida alternativa e forniscono gli stessi benefici per la salute.

Ingredienti:

- 3 tazze di patate Yukon oro, sbucciate e tagliate a cubetti

- 2 tazze di fagioli cannellini

- 1/2 tazza di cipolla rossa tritata

- 2 spicchi d'aglio, tritati

- 1/2 tazza di carote, tritate

- 1/2 tazza di sedano, tritato

- 2 cucchiai di rosmarino fresco tritato

- 1/2 cucchiaio di origano fresco, tritato

- 2 cucchiai di timo fresco tritato

- 1 cucchiaino di peperoncino

- 4 tazze di brodo di pollo

- 4 cucchiai di parmigiano grattugiato

Preparazione:

Aggiungere tutti gli ingredienti nel crockpot, ad eccezione del parmigiano e mescolare. Lasciar cuocere a bassa temperatura per 8 ore o alta per 4 ore. Dividere nelle ciotole e cospargere con il parmigiano. Servire.

Informazioni nutrizionali:

Calorie totali: 321

Vitamine: vitamina A 198 mg, vitamina E 4mg, Fosforo 252mg, Tiamina 0,6 mg

Zuccheri: 4g

14. Patata dolce e fagioli neri

Il beta-carotene contenuto nelle patate dolci in combinazione con le perfette proteine dei fagioli neri e il riso fanno di questo burrito un concentrato di sostanze nutritive per il cuore. La patata dolce è utilizzata per mantenere forte la salute del cuore in alcune delle culture più antiche del mondo.

Ingredienti:

- 1 patata dolce, sbucciata e tagliata a dadini

- 1 cucchiaio di olio d'oliva

- 1 cucchiaio di peperoncino in polvere

- 1 cucchiaino di cumino macinato

- Un pizzico di sale Kosher

- 4 grandi tortillas di farina di grano duro

- 1/4 tazza chicchi di mais

- 1/2 tazza di fagioli cotti neri

- 1 tazza di riso integrale cotto

- 1 tazza di lattuga romana triturata

- 1 peperone giallo, affettato

- 1/2 cipolla rossa, affettata

- 1/4 di tazza di salsa

Preparazione:

Preriscaldare il forno a 400 gradi F.

Mescolare patata dolce in olio d'oliva, peperoncino in polvere, cumino e sale. Mettere sulla teglia di cottura e arrostire fino a quando le patate sono morbide e cominciando a dorare. Circa 15-20 minuti.

Mettere le tortillas su una superficie piana, dividere le patate e tutti gli altri ingredienti in parti uguali tra ogni tortilla. Piegare e rotolare per formare il burrito. Servire.

Informazioni nutrizionali:

Calorie totali: 317

Vitamine: vitamina A 337µg, Vitamina B6 0,3 mg, vitamina C 37mg

Minerali: Fosforo 207mg, Magnesio 6 mg, 0,4 mg di Tiamina

Zuccheri: 6g

15.   Hamburger di tonno e dragoncello

Un'ottima alternativa al salmone, il tonno Ahi è ricco di vitamine del gruppo B. I nutrienti presenti in questo pesce permettono la circolazione ottimale di ossigeno, fornendo al cuore tutte le risorse necessarie per la funzione cardiaca migliore.

Ingredienti:

- 1/2 chilo di tonno ahi, tritato

- 2 cucchiai di cipolla, tritata

- 1 uovo

- 3 spicchi d'aglio, tritati e divisi

- 2 cucchiai di pistacchi in polvere

- 1/4 cucchiaino di pepe di Caienna

- 2 cucchiai di succo di lime, divisi

- Olio di sesamo, 1 cucchiaio

- 1/2 tazza di yogurt greco

- 2 cucchiai di dragoncello fresco, tritato

- 1/4 di tazza di cetriolo grattugiato

- 1/2 tazza di rucola

- 2 panini integrali di grano per hamburger

Preparazione:

Unire il tonno, cipolla, uovo, uno spicchio d'aglio, pepe di cayenna, pistacchi, e 1 cucchiaio di succo di lime. Formare le polpette. Gli hamburger saranno piuttosto fragili.

Scaldare l'olio di sesamo in una padella a fuoco medio. Una volta caldo, cuocere le polpettine di tonno in padella fino a quando il tonno sarà non troppo rosa (ma anche di più se lo si desidera).

Durante la cottura, unire il restante succo di lime, aglio rimanente, yogurt greco, dragoncello. Togliere l'acqua in eccesso dal cetriolo e aggiungerlo al composto di yogurt.

Stendere la salsa di yogurt sul panino, seguita dall'hamburger. Cospargere di rucola e servire.

Informazioni nutrizionali:

Calorie totali: 416

Vitamine: vitamina B6 1.4mg, vitamina B12 2.8µg

Minerali: Fosforo 559mg, Niacina 23mg

Zuccheri: 7g

16.   Arrosto di pollo con rapa

Un tuffo nel passato, questo pollo arrosto ricorda sicuramente i pranzi domenicali di una volta. Questo pasto a cottura lenta è l'ideale per uno stile di vita sereno, assicurando la giusta quantità di vitamine e minerali.

Ingredienti:

- 1 pollo intero
- 1 cucchiaio di olio d'oliva
- 1 cucchiaio di salvia fresca, tritata
- 1 cucchiaio di rosmarino fresco tritato
- 2 spicchio di aglio, tritati
- 1 cucchiaio di timo fresco, tritato
- 1 patata dolce, sbucciata e tagliata a dadini
- 1 carota, sbucciata e tagliata a cubetti
- 1 rapa, sbucciata e tagliata a dadini
- 4 patate rosse, schiacciate
- 1 piccola cipolla rossa, sbucciata e tagliata a dadini
- 2 tazze di brodo di pollo

Preparazione:

Strofinare il pollo con olio d'oliva, salvia, rosmarino, timo e aglio. Mettere a cuocere lentamente. Disporre le verdure intorno pollo e versare il brodo sulle verdure. Far cuocere a bassa temperatura per 8 ore o alta per 4 ore fino a quando le verdure sono tenere e il pollo marrone. Servire.

Informazioni nutrizionali:

Calorie totali: 333

Vitamine: vitamina A 371 mg, vitamina B6 1.3mg, vitamina B12 0,2 mg, vitamina C 28mg

Minerali: Fosforo 359mg, Selenio 30 mcg, Zinco 2mg, Niacina 11mg

Zuccheri: 6g

17.   Pollo arrosto e broccolini

Una buona alternativa al pollo fritto di tutti i giorni! Le noci macadamia forniscono consistenza, sapore, e proteine! Oltre alla salute del cuore, questo piatto fa bene al corpo in molti modi, il che lo rende ottimo a pranzo e a cena.

Ingredienti:

•   1 tazza di noci di macadamia, ben schiacciate

•   2 cucchiai di parmigiano grattugiato

•   Olio d'oliva, 2 cucchiai, separati

•   2 spicchio di aglio, tritati

•   2 petti di pollo piccoli senza pelle disossati

•   3 tazze di cimette di broccolini

•   1 cucchiaio di basilico fresco tritato

Preparazione:

Scaldare il forno a 400 gradi F.

Unire noci di macadamia, parmigiano, metà dell'olio d'oliva e aglio. Disporre il petto di pollo sulla carta forno spruzzata con spray antiaderente, lasciando spazio per i broccolini e stendere il condimento sopra e ai lati del pollo. Cuocere in forno per 10 minuti.

Rimuovere la teglia dal forno, e in modo uniforme diffondere i broccolini sullo spazio che rimane. Versare il rimanente olio d'oliva. Cuocere nel forno e cuocere altri 10 minuti, fino a quando non rimane nulla di rosa sul pollo e i broccolini sono croccanti. Impiattare e servire, cospargendo di basilico fresco.

Informazioni nutrizionali:

Calorie totali: 646

Vitamine: vitamina B6 0,9 mg, vitamina C 79mg, vitamina K 90 mcg

Minerali: Fosforo 379mg, Selenio 33 mcg, Tiamina 0,6 mg, 13mg di Niacina

Zuccheri: 4g

18. Insalata di pollo con spinaci e mele

Uniamo gli spinaci e le mele per rendere questo un piatto superfood pieno di sapore. Gli antiossidanti proteggono le cellule dalla degenerazione mentre la vitamina B dona nuova energia al cuore.

Ingredienti:

- 2 cucchiai di olio d'oliva

- 2 (6 once) di petti di pollo disossati, senza pelle

- 2 cucchiai di aceto balsamico

- 2 cipolle verdi, a dadini

- 1 mela verde, tagliata a spicchi sottili

- 1 gambo di sedano tagliato a dadini

- 1 cucchiaio di succo di limone

- 2 tazze di spinaci

- 1 cucchiaio di miele

Preparazione:

Scaldare l'olio di oliva in una padella a fuoco medio. Cuocere il pollo fino a scurirlo per bene. Togliere dal fuoco e aggiungere l'aceto. Girare il pollo.

In una grande ciotola, gettare cipolla, mela, sedano, e succo di limone. Unire agli spinaci e al pollo e condire con il miele.

Informazioni nutrizionali:

Calorie totali: 373

Vitamine: vitamina B6 1.2mg, vitamina K 209 mg, Fosforo 437mg, Selenio 46 mcg, Niacina 23mg

Zuccheri: 17g

19. Salmone arrosto e fagioli verdi

Questa potrebbe essere la più semplice delle ricette, ricco di sapore e con abbondanza di vitamine e minerali. Con ben oltre la raccomandazione giornaliera di vitamina B12, vitamina D, e Niacina, questa ricetta facile aumenterà le capacità del tuo cuore!

Ingredienti:

- 6 spicchi d'aglio, tritati

- 1 libbra di fagiolini, tagliati

- 1/4 tazza di pomodori secchi, tritati

- 2 cucchiai di olio d'oliva

- 2 (8 once) filetto di salmone

Preparazione:

Scaldare il forno a 425 gradi F. Su una grande teglia, unire aglio, fagiolini, pomodori e olio d'oliva, 1 cucchiaio. Arrostire per circa 15 minuti, o finché sono teneri e tendenti al marrone.

Nel frattempo, scaldare l'olio rimanente in una grande padella a fuoco medio. Cuocere il salmone fino a doratura, da 4 a 5 minuti per lato. Servire con le verdure.

Informazioni nutrizionali:

Calorie totali: 602

Vitamine: vitamina A 288 mg, vitamina B6 2.5mg, vitamina B12 19,1 mg, vitamina D 44mg, Magnesio 196mg, Riboflavina 0,7 mg

Zuccheri: 12g

20.   Tonno scottato con cetrioli e ananas

Prenditi una pausa dal calcio del salmone e guadagna in vitamina B con il tonno Ahi! Un'ottima alternativa al salmone, il tonno Ahi contiene abbastanza vitamina B per darti tanta energia e migliorare la funzione cardiaca.

Ingredienti:

- 2 tazze di riso, cotto

- 2 cucchiai di succo di lime

- 1 cucchiaio di zenzero fresco grattugiato

- 2 cucchiaini di miele

- 2 cucchiai di olio d'oliva

- 2 cipolle verdi, tritate

- 1 jalapeño, tritato

- 1 tazza di ananas fresco, tritato

- 1/2 tazza di cetriolo tritato

- 2 (8 once) filetti di tonno

Preparazione:

In una grande ciotola, sbattere insieme il succo di lime, zenzero, miele, e la metà dell'olio. Unire a scalogno, jalapeño, ananas e cetriolo.

Scaldare l'olio rimanente in una padella antiaderente a fuoco medio. Aggiungere il tonno e cuocere fino a doratura, ma dovrà essere ancora rosa nel centro. Servire il tonno con riso, cetriolo e ananas.

Informazioni nutrizionali:

Calorie totali: 472

Vitamine: vitamina B6 1.8mg, vitamina B12 3,3 mg, vitamina C 86mg, 126mg di Magnesio, Niacina 32mg

Zuccheri: 11g

21.   Riso e fagioli neri

Un grande piatto a basso contenuto di carboidrati! La miscela di fagioli neri e riso, non solo si combina per avere una proteina perfetta, ma diventa anche un pasto saziante.

Ingredienti:

- 3 cucchiai di succo di lime

- 2 cucchiai di olio d'oliva

- ½ cucchiaino di cumino macinato

- 2 tazze di riso, cotto

- 1 tazza di fagioli neri, cotti

- 2 tazze di lattuga romana, tritata

- 1 cucchiaio di coriandolo fresco tritato

- 1/2 tazza di mais

- 1/2 tazza di pomodoro a dadini

- 1 tazza di avocado, a dadini

- 1/4 tazza di cipolla rossa, tagliata a dadini

- 2 cucchiai di yogurt greco

Preparazione:

In una piccola ciotola, sbattere insieme il succo di lime, olio e cumino.

Dividere il riso e i fagioli tra le ciotole. Cospargere di lattuga, coriandolo, mais, pomodori, avocado e cipolla.

Condire con il mix di succo di lime e con yogurt greco. Servire.

Informazioni nutrizionali:

Calorie totali: 315

Vitamine: vitamina A 113 mg, vitamina C 28mg, vitamina K 45 mg, Fosforo 232mg

Zuccheri: 2g

22.   Zuppa di ceci e peperone rosso

Un grande zuppa energica, i peperoni rossi sono perfetti per una giornata fredda. I ceci ne fanno un piatto a tutto tondo e danno questa zuppa una buona quantità di proteine.

Ingredienti:

- 1/2 tazza di quinoa, cotto

- 2 cucchiai di olio d'oliva

- 1 cipolla media tritata

- 1 carota tritata

- 2 gambi di sedano, tritati

- 3 spicchi d'aglio, tritati

- 1 cucchiaio di paprika affumicata

- 2 peperoncino tritato

- 2 tazze di ceci cotti

- 2 tazze di brodo vegetale

- 1 tazza di acqua

- 2 cucchiai di aceto di vino rosso

Preparazione:

Scaldare l'olio in una pentola capiente. Aggiungere la cipolla, la carota e il sedano e cuocere, coperto, mescolando di tanto in tanto, fino a quando la cipolla è ammorbidita.

Aggiungere aglio e peperoncino, mescolando fino a doratura. Aggiungere i peperoni rossi e far cuocere, mescolando di tanto in tanto, per 5 minuti.

Aggiungere ceci, brodo, e acqua e portare a ebollizione. Ridurre il calore e lasciar cuocere finché le verdure sono tenere. Incorporare aceto e quinoa cotto. Dividere nelle ciotole e servire.

Informazioni nutrizionali:

Calorie totali: 605

Vitamine: vitamina A 767 mg, vitamina K 52 mg, Fosforo 618mg, Riboflavina 0,6 mg

Zuccheri: 21g

23. Insalata di avocado

I grassi sani dell'avocado in combinazione con vitamine del gruppo B e Omega 3 rendono questa insalata un pasto sano ed equilibrato per il cuore. Può essere servito come antipasto o portata principale.

Ingredienti:

- 2 avocado, a dadini piccoli

- 1 cucchiaino di scorza di limone

- 1 cucchiaio di succo di limone

- 2 tazze di polpa di granchio

- 2 cucchiai di ravanello, tritato

- 3 cucchiai di yogurt greco

- 1 cucchiaio di basilico fresco tritato

Preparazione:

Unire tutti gli ingredienti e mescolare bene. Servire con pane pita alla griglia o tostato o in un panino.

Informazioni nutrizionali:

Calorie totali: 569

Vitamine: vitamina B6 0.5mg, vitamina B12 3,6 mg, vitamina K 108 mg, Selenio 47 mcg

Zuccheri: 2g

24.   Torta al rafano e salmone

Un piatto piccante, con il rafano che fornisce anche una manciata di vitamina C e rompe il tessuto adiposo del salmone - che è ricco di vitamina B e Omega-3.

Ingredienti:

- 2 (8 once) filetto di salmone

- 2 cucchiai di rafano, tritato bene

- 1 cucchiaio di senape di Digione

- 1/4 tazza di briciole di pane di grano integrale panko

- 2 cucchiai di olio d'oliva

- 2 cucchiai di yogurt greco

- 1 cucchiaio di succo di limone

Preparazione:

In un robot da cucina, mixare salmone, rafano, senape, fino a tritarli grossolanamente. Mescolare nel pan grattato e formare il composto per 8 tortini.

Scaldate metà dell'olio in una padella antiaderente a fuoco medio. Cuocere le polpette fino a doratura.

In una grande ciotola, sbattere insieme lo yogurt, il succo di limone, e l'olio rimanente. Cospargere i tortini con la miscela di yogurt e servire.

Informazioni nutrizionali:

Calorie totali: 792

Vitamine: vitamina B6, 1.1mg, vitamina B12 6,7 mg, vitamina D 19 mg, Fosforo 824mg

Zuccheri: 3g

25. Quiche di pancetta spinaci e patata dolce

Cibo per il cuore semplice e veloce per iniziare una giornata impegnativa. La patata dolce rende questa quiche saporita e saziante. Ricco di vitamina A e C è il perfetto equilibrio di gusto e benessere.

Ingredienti:

• 2 tazze di patata dolce, grattugiata

• 1 cucchiaino di olio d'oliva

• 1 cipolla gialla, tagliata a dadini

• 6 fette di pancetta di tacchino, tagliata a fette sottili

• 1 tazza di spinaci tritati

• 1/2 cucchiaino di aneto essiccato

• 2 uova grandi

• 4 albumi d'uovo di grandi dimensioni

• Latte scremato 1/4 di tazza

• Formaggio feta 1/4 di tazza

Preparazione:

Preriscaldare il forno a 400 gradi F.

Ungere una tortiera da 9 pollici con spray da cucina. Premere delicatamente la patata dolce nella parte inferiore della tortiera e sui lati, formando una crosta. Mettere in forno e cuocere fino a quando la crosta è cotta, circa 20 minuti. Togliere dal forno e diminuire il forno a 350 gradi F.

In un tegame di medie dimensioni, scaldare l'olio a fuoco medio-alto. Aggiungere la cipolla e cuocere fino a doratura. Aggiungere la pancetta, continuando a mescolare e cuocere fino a quando le cipolle e pancetta cominciano a diventare marroni. Mescolare spinaci e aneto; cuocere fino a quando l'acqua è evaporata, poi trasferire il tutto nella tortiera di patate dolci.

In una ciotola, aggiungere uova, albume d'uovo e latte. Usando una forchetta, frustare per unire. Versare le uova sopra il composto di verdure nella tortiera. Cospargere di formaggio feta sopra la quiche.

Cuocere in forno fino a quando le uova nel centro sono indurite, circa 35-40 minuti. Togliere dal forno e lasciare raffreddare pochi minuti prima di affettare. Servire.

Informazioni nutrizionali:

Calorie totali: 422

Vitamine: vitamina A 443 mg, vitamina K 164 mcg, Selenio 16 mg, 283mg di Fosforo

Zuccheri: 3g

26.   Peperoni ripieni

Una grande alternativa a basso contenuto di carboidrati per un peperone ripieno tradizionale! La miscela di curry e verdure non solo dona gusto ad un antipasto a tutto tondo, ma rende il tutto anche un po' piccante.

Ingredienti:

- 4 peperoni medi, lavati, tagliati e senza semi

- 1 cucchiaio di olio d'oliva

- 1 piccola cipolla, tagliata a dadini

- ½ chilo di tacchino

- 1 zucchina a dadini tazza,

- 1 cucchiaino di curry in polvere

- 1 cucchiaino di miele

- 1/2 cucchiaino di chiodi di garofano

- 1/2 cucchiaino di aglio in polvere

- Brodo di pollo, 1 tazza

- 1 1/2 tazze quinoa, cotto

- 2 cucchiai di coriandolo fresco, tritato

Preparazione:

Preriscaldare il forno a 375 gradi F.

In una grande padella, scaldare l'olio a fuoco medio. Aggiungere le cipolle e farle dorare. Aggiungere il pollo, spezzandolo e mescolare fino a cottura ultimata. Aggiungere zucchine, curry in polvere, miele, chiodi di garofano e aglio in polvere. Mescolare e cuocere fino a quando diventa fragrante.

Mescolare brodo di pollo, quinoa, e coriandolo. Inserire una cucchiaiata in ogni peperone. Mettere i peperoni in una teglia da forno 8x8, in piedi. Aggiungere acqua sufficiente a coprire il fondo della teglia.

Cuocere 25-30 minuti in forno preriscaldato fino a quando i peperoni sono teneri. Servire.

27.   Bistecca di lombo ed erbette

Non solo le erbe fresche insaporiscono qualsiasi piatto, ma sono ricche di sostanze nutritive! Le vitamine E e K, che si trovano nelle erbe aromatiche, in coppia con la bistecca ne fanno un entrée nutriente e saziante.

Ingredienti:

- 1 cucchiaino di timo fresco tritato

- 1 cucchiaino di origano fresco, tritato

- 1 cucchiaino di prezzemolo fresco tritato

- 2 cucchiaini di olio d'oliva

- 1/4 cucchiaino di scorza di limone

- 1 spicchio d'aglio, tritato

- 500g di bistecca di lombo

- Aceto di vino rosso, 1/4 di tazza

- Brodo di carne, 1/4 di tazza

Preparazione:

Preriscaldare il forno a 400 gradi F.

Unire timo, origano, olio, scorza di limone e aglio in una ciotola; mettere da parte.

Scaldare una padella grande da forno a fuoco medio-alto. Aggiungere la bistecca; cuocere 1 minuto su ogni lato o fino a doratura. Aggiungere il vino e il brodo; cuocere 1 minuto. Stendere la miscela di erbe sulla bistecca; posizionarla sulla teglia in forno. Cuocere per 10 minuti o fino al grado di cottura desiderato. Lasciar riposare per 10 minuti prima di tagliare la bistecca in diagonale a fettine sottili.

Informazioni nutrizionali:

Calorie totali: 456

Vitamine: vitamina C 93mg, 20mg di Magnesio, 10 mg di Niacina

Zuccheri: 3g

28.   Pollo fritto alle arachidi

Un'opzione leggera per questo panino di pollo ricco di selenio. Agendo come antiossidante, ripara le cellule nervose e previene il declino cardiovascolare.

Ingredienti:

- 1 tazza di riso integrale a grani lunghi, cotto

- 2 tazze di petto di pollo, cucinato e triturato

- 1/2 tazza di carota grattugiata

- 1/3 tazza di cipolle verdi, a fette

- 1/4 tazza di arachidi tostate

- 1 cucchiaio di coriandolo fresco tritato

- 2 cucchiai di succo di lime fresco

- 4 cucchiaini di olio d'oliva

- Olio di sesamo, 1 cucchiaino

- 2 spicchi d'aglio, tritati

Preparazione:

Unire riso, pollo, carote, cipolle, 2 cucchiai di arachidi, i cucchiaini di coriandolo e il succo di lime; mescolare per amalgamare.

In una padella a fuoco medio, scaldare l'olio. Aggiungere il mix di riso e cuocere mescolando spesso fino a quando il riso avrà preso colore e tutti gli ingredienti saranno cotti. Servire.

Informazioni nutrizionali:

Calorie totali: 456

Vitamine: vitamina C 112mg, 111mg di Magnesio, 10 mg di Niacina

Zuccheri: 3g

29.   Pollo al lime

Le spezie come il coriandolo sono ricche di vitamina C, rendendo questo entrée ispirato più vantaggioso. Gli alti livelli di vitamina C si trovano nei tessuti intorno al cuore. Consenti a questo piatto di pollo di migliorare la funzione del cuore.

Ingredienti:

- 2 cucchiai di coriandolo fresco, tritato

- 2 cucchiai di succo di lime fresco

- 1 cucchiai di olio d'oliva

- 4 (6-once) di petto di pollo disossato senza pelle

- 1 tazza di pomodoro, tritato

- 2 cucchiai di cipolla, tritata

- 2 cucchiaini di succo di lime

- 1 avocado, sbucciato e tritato

Preparazione:

In una grande ciotola unire coriandolo, lime e pollo. Coprire e conservare in frigorifero per un'ora.

Scaldare l'olio a fuoco medio. Aggiungere il pollo e cuocere fino a quando non è più rosa.

In una piccola ciotola, unire gli altri ingredienti. Mescolare per amalgamare. Servire sopra il pollo.

Informazioni nutrizionali:

Calorie totali: 472

Vitamine: vitamina B6 1.8mg, vitamina B12 3,3 mg, vitamina C 86mg, 126mg di Magnesio, Niacina 32mg

Zuccheri: 11g

30. Pollo alle arachidi

Cambia ogni giorno il pollo con il sapore cremoso delle arachidi. Esse danno a questo piatto classico profondità e sapore. Gli antiossidanti nelle arachidi aiutano a mantenere il collagene nelle arterie e vene, facendole funzionare correttamente.

Ingredienti:

- 1 tazza di ananas fresco, tritato

- 1 cucchiaio di coriandolo fresco tritato

- 1 cucchiaio di cipolla rossa, tritata

- 1/3 di tazza di arachidi senza sale tostate a secco

- 1 tazza di pangrattato panko

- 4 (4 once) petto di pollo disossato e senza pelle

- 1 cucchiaio di olio d'oliva

Preparazione:

In una piccola ciotola, unire ananas, coriandolo e cipolla rossa. Mescolare bene e mettere da parte.

Unire arachidi e panko in un robot da cucina; tritare finemente. Ungere il pollo nella miscela.

Scaldare l'olio in una grande padella antiaderente a fuoco medio-alto. Aggiungere il pollo impanato, cucinare per bene fino a quando non rimane rosa. Servire il pollo con la miscela di ananas.

Informazioni nutrizionali:

Calorie totali: 792

Vitamine: vitamina B6, 1.1mg, vitamina B12 6,7 mg, vitamina D 19 mg, Fosforo 824mg

Zuccheri: 6g

31.   Pollo e anacardi

Il pollo va con tutto, e l'aggiunta degli anacardi è una combinazione incredibile! Questo piatto ti permette di fare il pieno di vitamine e minerali necessari.

Ingredienti:

- 2 cucchiai di salsa di hoisin, separati

- 1 cucchiaino di aceto di vino di riso

- Miele, 3/4 cucchiaino

- 1/2 cucchiaino di peperoncino tritato

- 1-libbra di petto di pollo, tagliato a strisce sottili

- 1/2 tazza di anacardi salati tritati grossolanamente

- 2 cucchiai di olio d'oliva

- 2 tazze di peperone rosso, affettato

- 1 spicchio d'aglio, tritato

- 1 cucchiaino di zenzero fresco grattugiato

- 2 cipolle verdi, tritate

Preparazione:

Scaldare l'olio in una padella media. Aggiungere l'aglio e lo zenzero e cuocere fino a renderli fragranti. Aggiungere il pollo, cuocere fino a quando diventa marrone. Aggiungere gli altri ingredienti e cuocere fino a quando i peperoni e le cipolle sono leggermente ammorbiditi. Servire su riso o quinoa.

Informazioni nutrizionali:

Calorie totali: 317

Vitamine: vitamina A 337µg, Vitamina B6 0,3 mg, vitamina C 37mg

Minerali: Fosforo 207mg, Magnesio 6mg, Tiamina 0,4 mg

Zuccheri: 6g

32. Hamburger mediterraneo

Per dare uno sguardo alla popolare dieta mediterranea, questo hamburger è pieno di sapore. Le spezie mediterranee più conosciute, come l'aglio e la feta, forniscono le sostanze nutrienti supplementari per migliorare la funzione cardiovascolare.

Ingredienti:

- 1/4 tazza di formaggio feta sbriciolata

- 1 cucchiaio di cipolla rossa, tritata

- 2 cucchiai di pesto di basilico

- 1-pound di petto di tacchino

- 1 spicchio d'aglio, tritato

- 2 tazze di rucola

- 2 focacce integrali, tostate e dimezzate

Preparazione:

Unire tutti gli ingredienti ad eccezione di rucola e pita. Formare delle polpette. Grigliare fino a cottura ultimata.

Posizionare gli hamburger tra due fette di pita e cospargere di rucola. Servire.

Informazioni nutrizionali:

Calorie totali: 472

Vitamine: vitamina B6 1.8mg, vitamina B12 3,3 mg, vitamina C 86mg, 126mg di Magnesio, Niacina 32mg

Zuccheri: 11g

33.   Pollo piccante e fagioli bianchi

Questo peperoncino in polvere è una grande fonte di ferro. Il ferro è direttamente collegato alla salute del cuore e alle sue funzioni. Non solo il ferro assiste nel corretto flusso di sangue, ma crea validi percorsi per aiutare la prevenzione del declino cardiovascolare.

Ingredienti:

- 1 cucchiaio di olio d'oliva

- 2 tazze di cipolla a dadini

- 1 cucchiai di peperoncino in polvere

- 2 spicchi di aglio, tritati

- 1 cucchiaino di cumino macinato

- 1 cucchiaino di origano secco

- 3 tazze di fagioli cannellini

- 4 tazze di brodo di pollo

- 3 tazze di petto di pollo senza pelle disossato, tagliato

- 1 (14 once) di dadini di pomodori

Preparazione:

Unire tutti gli ingredienti e cuocere a fuoco basso per 8 ore o a fiamma alta per 4 ore. Rimuovere gli straccetti di pollo. Rimetterlo sul fuoco lento. Coprire e cuocere e altri 30 minuti. Servire.

Informazioni nutrizionali:

Calorie totali: 456

Vitamine: vitamina C 93mg, 20mg di Magnesio, 10 mg Niacina

Zuccheri: 3g

34. Salmone scottato con mele

Questa potrebbe essere la più semplice delle ricette, ricca di sapore e piena di vitamine e minerali. Con ben oltre la raccomandazione giornaliera di vitamina B12, vitamina D, e Niacina, questa ricetta facile amplificherà le funzioni del cuore!

Ingredienti:

- 1 cucchiaino di olio d'oliva

- 2 (8 once) filetti di salmone

- Sale kosher e pepe nero

- 2 tazze di cavolo cinese, tagliato a fette sottili

- 1 mela rossa, tagliuzzata

- 4 cipolle verdi, a fette sottili

- 1/3 di tazza di yogurt greco

- 1 cucchiaino di miele

- 2 cucchiai di succo di limone fresco

Preparazione:

Scaldare l'olio in una grande padella antiaderente a fuoco medio-alto. Inserire il salmone cuocere fino a quando si spezza facilmente.

Nel frattempo, in una ciotola media, mischiare gli altri ingredienti. Stendere il composto sulla piastra e posizionarci sopra il salmone. Servire.

Informazioni nutrizionali:

Calorie totali: 333

Vitamine: vitamina A 371 mg, vitamina B6 1.3mg, vitamina B12 1,2 mg, vitamina C 28mg

Minerali: Fosforo 359mg, Selenio 30 mcg, Zinco 2mg, Niacina 11mg

Zuccheri: 6g

35. Peperoni tradizionali del Southwest

Una grande alternativa a basso contenuto di carboidrati per una cucina tradizionale del sud-ovest! La miscela di fagioli neri e riso integrale si combina per creare un piatto proteico perfetto, fornendo al sistema cardiovascolare i nutrienti di cui ha bisogno per funzionare.

Ingredienti:

- 2 grandi peperoni rossi

- Olio di oliva, 1 cucchiaio

- 1 spicchio d'aglio, tritato

- 1 piccola cipolla, tritata

- 1 tazza di fagioli neri, cotti

- 1 tazza di riso cotto integrale

- 2 tazze di salsa, preferibilmente fatta in casa

- 1/4 tazza di coriandolo fresco tritato

- 1/4 tazza di formaggio cheddar tagliuzzato

Preparazione:

Preriscaldare il forno a 375 gradi F.

Tagliare le cime dei peperoni, raccogliere accuratamente i semi e le costole bianche e metterli in una ciotola. Mettere su carta da forno spruzzata con spray antiaderente.

Scaldare l'olio d'oliva in grande padella a fuoco medio e aggiungere le cipolle e l'aglio. Mescolare con fagioli, riso e salsa. Cuocere fino a quando tutto sarà caldo.

Condire con la miscela i peperoni e cospargere di formaggio. Cuocere 20-25 minuti, fino a quando i peperoni sono morbidi e il ripieno ben caldo.

Informazioni nutrizionali:

Calorie totali: 536

Vitamine: vitamina A 325µg, Vitamina B6 1.1mg, vitamina C 261mg, Vitamina E 8 mg, vitamina K 44µg

Minerali: Magnesio 138mg, 387mg Fosforo, 180µg di Acido folico, Tiamina 0,5 mg

Zuccheri: 15g

36. Halibut asiatico

La combinazione di Halibut e zenzero in questo antipasto fresco frizzante crea una forza ulteriore per il cuore, aumentando vitamine e minerali. Il cavolo rosso è una potente antiage mentre l'Halibut è ricco di omega3 e vitamina B per dare al cuore energia supplementare.

Ingredienti:

• 1 cucchiaio di succo di lime

• 1 cucchiaino di zenzero fresco grattugiato

• 2 cucchiai di olio d'oliva

• Peperone rosso, 1 tazza, affettato

• 1 piccola cipolla rossa, tagliata a fette sottili

• 1 cucchiaio di semi di sesamo, tostati

• 2 (6-once) pezzi di filetto di halibut

Preparazione:

In una grande ciotola, unire il succo di lime, zenzero, 1 cucchiaio di olio, peperoncino, cipolla e semi di sesamo, e mescolare con cura.

Riscaldare il cucchiaio rimanente di olio in una grande padella antiaderente a fuoco medio-alto. Aggiungere l'halibut e cuocere fino a renderlo lucido e tenero. Trasferire su un piatto e guarnire con verdure. Servire.

Informazioni nutrizionali:

Calorie totali: 416

Vitamine: vitamina B6 1.4mg, vitamina B12 2.8µg

Minerali: Fosforo 559mg, Niacina 23mg

Zuccheri: 7g

37. Finocchio ripieno di pollo e pomodori

Finocchio e pomodoro garantiscono a questo piatto di pollo tanta vitamina C, mentre il pollo fornisce il selenio sufficiente a mantenere alta la salute del cuore.

Ingredienti:

- 2 cucchiai di foglie di timo fresco

- 4 (6-once) di petti di pollo disossati senza pelle

- 2 cucchiai di olio d'oliva

- 2 pomodori tagliati a cubetti

- 1 scalogno a fette sottili

- Aceto di vino rosso, 1 cucchiaio

- 1 finocchio, affettato

Preparazione:

Preriscaldare il forno a 400 gradi F.

Scaldare l'olio in una padella a fuoco medio, aggiungere finocchio e foglie di timo. Cuocere fino a quando il finocchio è morbido. Tagliare una tasca da 2 pollici nella parte più spessa di ogni petto di pollo. Inserire il finocchio in ogni tasca. Mettere su carta antiaderente e cuocere, 15-20 minuti fino a cottura ultimata.

Mescolare i pomodori, lo scalogno e l'aceto in una piccola ciotola. Tagliare il pollo, se lo si desidera, e servire con l'insalata di pomodoro.

Informazioni nutrizionali:

Calorie totali: 315

Vitamine: vitamina A 210 mg, vitamina B6 0.5mg, vitamina B12 0,9 mg, vitamina K 98µg

Minerali: 444mg di calcio, 1050mg di Potassio, Riboflavina 0.5mg, Niacina 6mg

Zuccheri: 15g

38. Pollo e verdure del Sud

Le verdure a foglia verde sono ricche di vitamina C, rendendo questo entrée ispirato al Sud più vantaggioso. I più alti livelli di vitamina C si trovano nei tessuti del cuore dove l'energia viene utilizzata più di frequente.

Ingredienti:

- 2 cucchiai di olio d'oliva

- 4 (6-once) petti di pollo disossati, senza pelle

- 2 cucchiaini di condimento Cajun

- 4 spicchi d'aglio, tritati

- 1 peperone rosso, tritato

- 2 tazze di cavolo verde, a fette

- 1 tazza di fagioli dall'occhio, cotti

Preparazione:

Scaldare 1 cucchiaio di olio in una padella a fuoco medio. Condire il pollo con il Cajun, cucinare il pollo fino a doratura e senza lasciare del rosa. Trasferirlo sulla piastra.

Nel frattempo, in una seconda padella, scaldare l'olio rimanente a fuoco medio-alto. Aggiungere aglio e peperone alla seconda padella e cuocere, girando spesso, fino a farli ammorbidire. Aggiungere il cavolo, cuocere, mescolando, fino a renderlo tenero, aggiungere i fagioli e cuocere fino a quando sono penetrabili dalla forchetta. Servire con il pollo.

Informazioni nutrizionali:

Calorie totali: 589

Vitamine: vitamina B6 0.5mg, vitamina E 3mg, vitamina K 50 microgrammi

Minerali: Magnesio 132mg, 433mg Fosforo, Selenio 85µg, 4 mg di Zinco

Zuccheri: 6g

39. Agnello del Medio Oriente con Risotto allo zafferano

L'agnello non è solo per le occasioni speciali! E' una fonte eccellente di zinco, ferro e vitamina B12 e deve essere consumato più spesso.

Ingredienti:

- 1 tazza di riso integrale a grani lunghi

- 1 cucchiaino di curry in polvere

- 2 cucchiai di basilico fresco, tritato

- 1 cucchiaio di olio d'oliva

- 1 cucchiaio di succo di limone

- 2 spicchi di aglio, tritati

- 8 piccole costolette di agnello

Preparazione:

Cuocere il riso secondo le indicazioni sulla confezione, aggiungendo la polvere di curry nell'acqua prima della cottura. Una volta cotto, mescolarlo nel basilico.

Nel frattempo, scaldare l'olio in una padella a fuoco medio-alto. Aggiungere l'aglio e far cuocere fino a doratura. Aggiungere l'agnello e cuocere fino a renderlo leggermente rosa nel centro. Servire l'agnello sul riso. Irrorare con il succo di limone.

Informazioni nutrizionali:

Calorie totali: 617

Vitamine: vitamina A 337µg, Vitamina B6 0,3 mg, vitamina C 37mg

Minerali: Fosforo 207mg, Magnesio 6mg, 0,4 mg di Tiamina

Zuccheri: 6g

40.   Salmone con miele zenzero e spinaci

La combinazione di miele e spinaci è un classico. Il miele addolcisce la terrosità degli spinaci; non solo si crea un equilibrio di sapori ma un piatto a tutto tondo ricco di vitamine e sali minerali.

Ingredienti:

- 1 cucchiaio di miele

- 3 cucchiaini di salsa Hoisin

- 2 (8 once) filetti di salmone

- 1 cucchiaio di olio d'oliva

- 1 peperone rosso, tagliato a fette sottili

- 1 cucchiaio di zenzero fresco tritato

- 3 tazze di spinaci, tritati

- 1 cucchiaio di semi di sesamo tostati

Preparazione:

Scaldare il broiler. In una piccola ciotola, unire il miele e 1 cucchiaino di salsa di hoisin.

Posizionare il salmone su una teglia a prova di broiler. Cuocere per 5 minuti. Versare il composto di miele sopra il salmone e cuocere fino a quando il salmone è rosa e molle.

Nel frattempo, scaldare l'olio in una padella a fuoco medio-alto. Aggiungere il peperone e cuocere, girando di tanto in tanto, fino a renderlo tenero, poi aggiungere lo zenzero.

Aggiungere gli spinaci e cuocere fino a farli appassire. Aggiungere i restanti 2 cucchiaini di salsa di hoisin. Servire con il salmone e cospargere con i semi di sesamo.

Informazioni nutrizionali:

Calorie totali: 441

Vitamine: vitamina A 216µg, Vitamina B6 1,2 mg, 82 mg Vitamina C, Vitamina K 183µg

Minerali: 14mg di Niacina, Magnesio 115 mg, Fosforo 397mg, 32µg di Selenio

Zuccheri: 9g

41.   Pollo e fagioli bianchi

Un grande zuppa di pollo e fagioli bianchi perfetta per una giornata fredda. Una varietà di verdure che fanno di questo un piatto un pasto a tutto tondo, mentre il pollo dà a questa zuppa una manciata di proteine.

Ingredienti:

- Olio d'oliva, 1 cucchiaio

- 1/2 tazza di carote a dadini

- 1 (8 once) di petto di pollo disossato, senza pelle, tagliato in quarti

- 1 spicchio d'aglio, tritato

- 5 tazze di brodo di ossa di pollo

- 1 cucchiaino di maggiorana essiccata

- 2 tazze di spinaci, tritati

- 1 tazza di fagioli cannellini

- 1/4 tazza di parmigiano grattugiato

- 1/3 di tazza di basilico fresco tritato

Preparazione:

Scaldare metà dell'olio in grande casseruola a fuoco medio-alto. Aggiungere carota e pollo; cuocere, mescolando spesso, fino a quando il pollo avrà preso colore. Aggiungere l'aglio e far cuocere fino a doratura. Mescolare il brodo e la maggiorana; portare a ebollizione a fuoco alto. Ridurre il calore e far cuocere, mescolando di tanto in tanto, fino a quando il pollo è cotto.

Con un mestolo forato, trasferire i pezzi di pollo su un tagliere pulito a raffreddare. Aggiungere gli spinaci e i fagioli nella pentola e portare a ebollizione.

Unire l'olio rimasto, il parmigiano e il basilico in un robot da cucina. Mixare grossolanamente, aggiungendo poca acqua e raschiando lungo i lati se necessario.

Tagliare il pollo a piccoli pezzi. Mescolare pollo e pesto nella pentola. Scaldare. Dividere nelle ciotole e servire.

Informazioni nutrizionali:

Calorie totali: 441

Vitamine: vitamina A 216µg, Vitamina B6 1,2 mg, 82 mg Vitamina C, Vitamina K 183µg

Minerali: 14mg di Niacina, Magnesio 115 mg, Fosforo 397mg, 32µg di Selenio

Zuccheri: 9g

42. Lasagna ai funghi

Piena di vitamina K, questo lasagna è un toccasana per il cuore. La vitamina K regola il calcio nel sangue migliorando la salute cardiovascolare globale.

Ingredienti:

- 8 lasagne di grano intero, cotte

- 1 cucchiaio di olio d'oliva

- 1 cipolla tritata

- 3 spicchi d'aglio, tritati

- 1 tazza di funghi, affettati

- 14 once di pomodori con le erbette italiane

- 2 tazze di spinaci, tritati

- 1/2 cucchiaino di peperoncino tritato

- Ricotta, 3/4 di tazza

Preparazione:

Scaldare l'olio in una grande padella antiaderente a fuoco medio. Aggiungere la cipolla e l'aglio e far cuocere, mescolando, fino a doratura, aggiungere i funghi e far cuocere, mescolando, fino a quando i funghi rilasciano il loro liquido.

Aggiungere pomodori, spinaci e peperoncino tritato. Cuocere fino a quando saranno appassiti gli spinaci.

Condire con il sugo la pasta e dividere tra 4 ciotole. Decorare ogni porzione con la ricotta.

Informazioni nutrizionali:

Calorie totali: 518

Vitamine: vitamina A B6 1.3mg 137µg, Vitamina, Vitamina C 26mg, 125µg di vitamina K,

Minerali: 14mg di Niacina, Fosforo 420 mg, Selenio 46µg, 3 mg di Zinco

Zuccheri: 24g

43.   Pomodori secchi pollo e orzo

Un concentrato di agenti anti-infiammatori, questo piatto di pomodori secchi aumenta il flusso sanguigno e fornisce alle cellule del cuore l'ossigeno di cui hanno bisogno; ognuno di questi ingredienti dovrebbe essere consumato su base regolare.

Ingredienti:

- 8 once di orzo, preferibilmente integrale, cotto

- 1 tazza di acqua

- 1/2 tazza di pomodori secchi tritati

- 1 spicchio d'aglio, tritato

- 3 cucchiaini di origano fresco tritato

- Aceto di vino rosso, 1 cucchiaio

- Olio di oliva, 1 cucchiaio

- 4 petti di pollo disossati, senza pelle

- 1/4 tazza di parmigiano grattugiato

Preparazione:

Mettere pomodori secchi, acqua, aglio, origano, aceto e 1/2 di olio in un frullatore. Frullare grossolanamente. Aggiungere acqua se necessario.

Scaldare l'olio rimanente in una padella a fuoco medio-alto. Aggiungere il pollo e cuocere, fino a doratura e non più rosa nel centro. Togliere dal fuoco e tenere in caldo.

Versare la salsa di pomodoro miscelata nella padella e portare a bollore. Aggiungere l'orzo e far cuocere, mescolando, fino a quando sarà riscaldato. Dividere nei piatti da portata e cospargere di formaggio.

Tagliare il pollo. Cospargerlo su ogni porzione, tagliato a fette.

Informazioni nutrizionali:

Calorie totali: 532

Vitamine: vitamina A 413µg, B-6 0.6mg, B-12 1.4µg, Vitamina C 76mg, vitamina K 300µg

Minerali: Rame 850 mg, 4 mg di Ferro, Magnesio 97mg, Niacina 9 mg, Fosforo 599mg, Selenio 46µg, 4 mg di Zinco

Zuccheri 12g

44. Pollo con crosta di mandorle

Una buona alternativa al pollo fritto di tutti i giorni! Le mandorle forniscono consistenza, sapore, e proteine! Le proteine danno forza alle arterie e al cuore.

Ingredienti:

- 1/2 tazza di mandorle a fette

- 1/4 tazza di farina integrale

- 1 1/2 cucchiaini di paprica

- 1/2 cucchiaino di aglio in polvere

- 1/2 cucchiaino di senape

- 1/4 cucchiaino di sale

- 1/8 cucchiaino di pepe macinato fresco

- 1 1/2 cucchiaini di olio extravergine di oliva

- 4 albumi d'uovo di grandi dimensioni

- 500g di petto di pollo

Preparazione:

Preriscaldare il forno a 475 gradi F. Foderare una teglia con un foglio e spruzzare con spray da cucina antiaderente.

Inserire mandorle, farina, paprica, aglio in polvere, senape, sale e pepe in un robot da cucina; mixare fino a quando le mandorle sono finemente tritate e la paprika ben amalgamata. Con il motore ancora in funzione, condire con olio; mixare per unire. Trasferire il composto in un piatto fondo.

Sbattere gli albumi in un secondo piatto piano. Aggiungere il pollo e girarlo per condirlo. Trasferire ciascuna fetta nella miscela di mandorle; girare in modo uniforme. Posizionare le fette sulla teglia preparata.

Cuocere il pollo fino a doratura, deve essere croccante e non più rosa al centro, 20-25 minuti.

Informazioni nutrizionali:

Calorie totali: 518

Vitamine: vitamina A 1.3mg, vitamina B6 137µg, Vitamina C 26mg, 125µg di vitamina K,

Minerali: 14mg Niacina, Fosforo 420 mg, Selenio 46µg, 3 mg di Zinco

Zuccheri: 24g

45. Pollo con senape

La senape di Digione e lo sciroppo d'acero danno a questo pollo ricco di calcio una dolcezza equilibrata. Questo piatto è ricco di minerali utili a mantenere il pompaggio del cuore.

Ingredienti:

- 3 cucchiai di senape di Digione

- 2 cucchiai di sciroppo d'acero

- Olio di oliva, 2 cucchiai, separati

- 1 cucchiaio di timo fresco tritato

- 2 (8 once) petti di pollo disossati e senza pelle

Preparazione:

Sbattere senape, sciroppo d'acero, 1 cucchiaio di olio, il timo, il pepe e il sale in una ciotola capiente. Aggiungere il pollo e girare per ricoprire uniformemente. Coprire e marinare in frigorifero per almeno 30 minuti e fino a 6 ore.

Preriscaldare il forno a 400 gradi F. Coprire la teglia con un foglio e spruzzare con spray antiaderente. Disporre il pollo sul foglio.

Cuocere fino a doratura. Servire.

Informazioni nutrizionali:

Calorie totali: 229

Vitamine: vitamina A 178μg, Vitamina B6 0,4 mg, vitamina B12 1.5μg, Vitamina C 26mg, vitamina K 113μg

Minerali: Fosforo 365mg, Selenio 54μg, Magnesio 32mg

Zuccheri 4g

46.   Fettuccine e Cavoletti di Bruxelles

Una ricetta veloce, perfetta per la sera, queste fettuccine con cavolini di Bruxelles sono un meraviglioso cambiamento per le tue cene. Non tipicamente apprezzati, se cucinati a modo i cavolini di Bruxelles sono migliori dei pop-corn, non solo nel sapore, ma con numerose vitamine e minerali!

Ingredienti:

- 12 once di fettuccine di grano intero, cotte
- 1 cucchiaio di olio d'oliva
- 4 tazze di funghi, affettati
- 4 tazze di cavolini di Bruxelles a fette sottili
- 1 cucchiaio di aglio tritato
- 2 cucchiai di aceto di ciliegia
- 1 tazza di latte a basso contenuto di grassi
- 1 tazza di parmigiano grattugiato

Preparazione:

Scaldare l'olio in una grande padella a fuoco medio. Aggiungere i funghi e i cavolini di Bruxelles e far cuocere, mescolando spesso, fino a quando i funghi rilasciano il loro liquido. Aggiungere l'aglio e far cuocere, mescolando, fino a doratura. Aggiungere l'aceto, raschiando eventuali pezzi marroni, portare a ebollizione e far cuocere, mescolando, fino a farlo evaporare.

Aggiungere il latte nella padella e portare a ebollizione. Abbassare il fuoco e mescolare con il formaggio fino a quando sarà addensato. Aggiungere la salsa alla pasta; delicatamente amalgamare. Servire.

Informazioni nutrizionali:

Vitamine: vitamina B6 .4mg, vitamina B12 1 ug

Minerali: Fosforo 280mg, Selenio 32µg, Niacina 6mg, Zinco 3mg, Riboflavina 0,3 mg

Zuccheri 3g

47.   Salmone dolce e piccante

Un perfetto equilibrio cremoso e fresco. Il salmone fornisce grassi sani e vitamina B, mantiene il cuore sano e funzionante al meglio delle sue capacità.

Ingredienti:

- 3 cucchiai di miele

- 1 cucchiaio di salsa Hoisin

- 4 cucchiaini di senape piccante

- Aceto di riso, 1 cucchiaino

- 4 (6-once) filetti di salmone

Preparazione:

Preriscaldare il forno a 425 gradi F.

Unire il miele, salsa di hoisin, senape e aceto di riso nel pentolino. Portare ad ebollizione.

Mettere il pesce in una teglia rivestita con spray da cucina antiaderente. Cuocere in forno per 12 minuti e togliere dal forno.

Preriscaldare il broiler.

Spennellare con la salsa uniformemente il salmone; cuocere per 3 minuti circa. Servire.

Informazioni nutrizionali:

Calorie totali: 518

Vitamine: vitamina A 1.3mg, Vitamina B6 137µg, Vitamina C 26mg, 125µg di vitamina K

Minerali: 14mg di Niacina, Fosforo 420 mg, Selenio 46µg, 3 mg di Zinco

Zuccheri: 24g

48.   Petto di tacchino con erbette

Non solo le erbe fresche insaporiscono qualsiasi piatto, ma sono ricche di sostanze nutritive! Le vitamine E e K, che si trovano nelle erbe aromatiche, in coppia con il petto di tacchino fanno di questo piatto una alternativa al solito pollo.

Ingredienti:

•   1 libbra di petto di tacchino con la pelle, eventualmente scongelato

•   3 cucchiai di succo di lime

•   2 cucchiai di olio d'oliva

•   4 spicchi d'aglio, tritati

•   1 cucchiaino di origano secco

•   1/2 cucchiaino di dragoncello secco

•   1/2 cucchiaino di peperoncino tritato

Preparazione:

Scaldare il forno a 325 gradi F. Ungere un grande piatto di vetro da forno con un po' di olio. Posizionare il tacchino nel piatto di cottura.

In una piccola ciotola, mescolare insieme gli altri ingredienti. Stendere il composto nel modo più uniforme possibile su tutto il tacchino.

Arrostire di tacchino, coperto, per 20 minuti. Scoprire e continuare ad arrostire fino a cottura ultimata. Lasciar riposare per 10 minuti. Affettare e servire.

Informazioni nutrizionali:

Calorie totali: 518

Vitamine: vitamina A 137μg, Vitamina B6 1.3mg, Vitamina C 26mg, 125μg di vitamina K

Minerali: 14mg di Niacina, Fosforo 420 mg, Selenio 46μg, 3 mg di Zinco

Zuccheri: 24g

49.   Zuppa di pesce

Una buona alternativa a tutti gli stufato di manzo quotidiani; la zuppa di pesce è ricca di vitamine e minerali tradizionali, ma con l'aggiunta di grassi sani e Omega 3 che completano questo piatto.

Ingredienti:

- 1 cucchiaino di olio d'oliva

- 1 peperone verde, tritato

- 1 carota media, tritata

- 1/2 cipolla media tritata

- 1 (14 once) di dadini di pomodori

- 1 tazza di acqua

- 1 libbra di patate, sbucciate, tagliate a dadini

- 1 cucchiaino di Cajun

- 3 (4 once) di filetti di halibut, a dadini

Preparazione:

In grande pentola, scaldare l'olio a fuoco medio-alto. Cuocere il peperone, la carota e la cipolla fino a quando la cipolla è morbida, mescolando spesso. Mescolare nei pomodori, acqua, patate, e

Cajun. Portare ad ebollizione. Ridurre la fiamma e lasciar cuocere, coperto, per 20 minuti, o fino a quando i pezzi di patate sono teneri.

Mescolare delicatamente nel pesce. Cuocere, coperto, per 5 minuti, o fino a quando le scaglie di pesce si sfaldano facilmente durante il test con una forchetta. Togliere dal fuoco. Dividere nelle ciotole e servire.

Informazioni nutrizionali:

Calorie totali: 589

Vitamine: vitamina B6 0.5mg, vitamina E 3mg, vitamina K 50 microgrammi

Minerali: Magnesio 132mg, 433mg di Fosforo, Selenio 85µg, 4 mg di Zinco

Zuccheri: 6g

50.   Insalata di cetrioli mediterranea

Prendendo spunto dalla popolare dieta mediterranea, questo piatto di pesce è fresco e traboccante di sapore. Le spezie mediterranee più conosciute, come l'aglio e il cetriolo, forniscono le sostanze nutrienti supplementari per migliorare la funzione cardiaca.

Ingredienti:

- 4 (4 once) filetti di dentice

- 2 cucchiai di succo di limone

- 1/2 cucchiaino di origano secco

- 1/4 cucchiaino di paprika

- 1/2 tazza di salsa

- 3/4 di tazza di cetriolo tritato

- 2 cucchiai di capperi, scolati

- 1/2 cucchiaino di scorza di limone grattugiata

- 1 cucchiaio di olio d'oliva

Preparazione:

Preriscaldare il forno a 400 gradi F. Ungere leggermente una teglia da 13 x 9 x 2 pollici con spray antiaderente.

Disporre il pesce in un unico strato. Ungerlo con 2 cucchiai di succo di limone. Cospargere con origano e peperoncino.

Cuocere in forno per 10 minuti, o fino a quando le scaglie di pesce si sfaldano facilmente durante il test con una forchetta. Trasferire su un piatto.

In una piccola ciotola, unire gli altri ingredienti. Stenderli sul pesce e servire.

Informazioni nutrizionali:

Calorie totali: 317

Vitamine: vitamina A 337µg, Vitamina B6 0,3 mg, vitamina C 37mg

Minerali: Fosforo 207mg, Magnesio 6mg, Tiamina 0,4 mg

Zuccheri: 6g

51. Insalata di pollo e mirtilli

Noti anche come superfood, i mirtilli sono ricchi di antiossidanti che assicurano un cuore sano e proteggono i vasi sanguigni

Ingredienti:

- 5 tazze di verdure miste

- 1 ½ tazza di mirtilli, divisa

- 1/4 tazza di mandorle a scaglie

- 2 tazze di cubi di petti di pollo, cotti

- 1/4 tazza di olio d'oliva

- 1/4 tazza di aceto di sidro di mele

- 2 cucchiai di miele

Preparazione:

In una grande ciotola, mischiare le verdure, 1 tazza di mirtilli, mandorle e petti di pollo fino ad amalgamare bene il tutto.

In un frullatore, unire olio d'oliva, aceto di mele, mirtilli rimanenti, e miele. Amalgamare bene. Versare qualche cucchiaio sull'insalata e mescolare. Servire.

Informazioni nutrizionali:

Calorie totali: 589

Vitamine: vitamina B6 0.5mg, vitamina E 3mg, vitamina K 50 microgrammi

Minerali: Magnesio 132mg, 433mg di Fosforo, Selenio 85µg, 4 mg di Zinco

Zuccheri: 6g

52.   Bistecca di lombo con avocado e salsa di mango

Avocado e mango assieme alla carne di manzo creano un piatto perfetto. Questo entrée include ferro, grassi sani, e vitamina C per dare al cuore la spinta di cui ha bisogno per funzionare in modo efficiente.

Ingredienti:

- 2 bistecche

- 3 cucchiai di olio d'oliva

- 3 cucchiai di succo di lime fresco, divisi

- 1 cucchiaio di salsa Hoisin

- 3 spicchi d'aglio, tritati

- 3 arance, pelate e tritate

- 2 avocado maturi, snocciolati e tritati

- 1 scalogno, tritato

- 3 cucchiai di prezzemolo fresco tritato

Preparazione:

Mettere la bistecca in un sacchetto di plastica da congelatore con chiusura lampo.

Unire l'olio, 2 cucchiai di succo di lime, Hoisin, e l'aglio in una piccola ciotola. Versare sopra la bistecca; sigillare e girare per bene. Far riposare in frigorifero 1 ora.

Preriscaldare il grill o scaldare una padella da griglia a fuoco medio-alto. Rimuovere la bistecca dal sacchetto, e scartare la marinata. Porre sulla bistecchiera da 6 a 7 minuti per lato o fino al grado di cottura desiderato. Lasciar riposare per 10 minuti prima di affettare.

Nel frattempo, unire arance, avocado, scalogno, prezzemolo e 1 cucchiaio di succo di lime in una ciotola media.

Servire la miscela sopra la bistecca.

Informazioni nutrizionali:

Calorie totali: 416

Vitamine: vitamina B6 1.4mg, vitamina B12 2.8µg

Minerali: Fosforo 559mg, Niacina 23mg

Zuccheri: 7g

53. Tonno piccante con verdure di Szechuan

Un'ottima alternativa al salmone, il tonno Ahi è ricco di vitamine del gruppo B. I nutrienti presenti in questo pesce permettono la circolazione ottimale di ossigeno e le verdure piccanti Szechuan danno incisività a questo entrée.

Ingredienti:

- 1 (8 once) di filetti di tonno

- 3 cucchiai di salsa di Hoisin

- 2 cucchiai di olio di sesamo

- 2 cucchiai di aceto di sidro di mele

- 1 spicchio d'aglio, tritato

- 1 cucchiaino di zenzero grattugiato fresco

- 1/4 cucchiaino di peperoncino rosso

- 1 libbra di fagiolini freschi, tagliati

- 1 peperone rosso, affettato

- 1 piccola cipolla rossa, affettata

- 2 cucchiai di salsa di Szechuan

Preparazione:

Unire 1 cucchiaio di Hoisin, 2 cucchiai di olio, aceto, aglio e lo zenzero in una piccola ciotola. Disporre il tonno in una teglia bassa e versare la marinata su di esso. Porre in frigorifero per 30 minuti, o fino a 24 ore.

Preriscaldare il grill a fuoco medio-alto. Grigliare il tonno fino a cottura al sangue.

Portare la pentola di acqua a ebollizione e aggiungere i fagiolini. Cuocere per 2 minuti, scolare e risciacquare con acqua ghiacciata.

Scaldare una padella grande o un wok a fuoco medio alto. Aggiungere l'olio di sesamo rimanente, seguito dai fagiolini, peperoni rossi e cipolle. Aggiungere la salsa hoisin e la salsa di Szechuan e mescolare velocemente per circa 1 minuto. Servire sul tonno.

Informazioni nutrizionali:

Calorie totali: 441

Vitamine: vitamina A 216µg, Vitamina B6 1,2 mg, 82 mg di Vitamina C, Vitamina K 183µg

Minerali: 14mg di Niacina, Magnesio 115 mg, Fosforo 397mg, 32µg di Selenio

Zuccheri: 9g

54.   Patate farcite del Southwest

Le patate ricche di beta-carotene in combinazione con le proteine dei fagioli neri, fanno di questa patata farcita una centrale elettrica che manterrà il pompaggio del cuore per molto tempo.

Ingredienti:

- 3 patate medie Russet, lavate

- 1 cucchiaio di olio d'oliva

- 1 (15 once) di pomodori arrostiti, spremuti

- 1 tazza di fagioli neri, cotti

- 1 cucchiaino di cumino macinato

- 1 cucchiaino di peperoncino in polvere

- 1/2 cucchiaino di aglio in polvere

- 1/2 tazza di formaggio cheddar tagliuzzato

- 3 cipolle verdi, a fette

Preparazione:

Preriscaldare il forno a 400 gradi F.

Spezzare le patate con una forchetta, strofinare con olio e cuocere per 45-50 minuti, finché sono tenere.

Nel frattempo, mescolare i pomodori, i fagioli neri e i condimenti in una ciotola media.

Quando le patate sono cotte, tagliarle a metà longitudinalmente. Condirle con il composto di fagioli. Mescolare e dividere tra i vari pezzi di patate. Cospargere di formaggio e rimettere in forno. Cuocere per 10-15 minuti, o fino a quando il formaggio è fuso. Guarnire con cipolla verde e servire.

Informazioni nutrizionali:

Calorie totali: 518

Vitamine: vitamina A 137µg, Vitamina B6 1.3mg, Vitamina C 26mg, 125µg di vitamina K

Minerali: 14mg di Niacina, Fosforo 420 mg, Selenio 46µg, 3 mg di Zinco

Zuccheri: 24g

55.   Spiedini di pollo al miele

Un piatto estivo valido tutto l'anno, questi spiedini possono essere alla griglia o al forno. Quando alla griglia, sprigionano un aroma intenso, un sapore meraviglioso e tanta vitamina A!

Ingredienti:

- 1 libbra di petti di pollo senza pelle, tagliati a dadini

- 1 peperone rosso, a cubetti

- 1 cipolla rossa, a cubetti

- 10 pomodorini

- 3 cucchiai di olio d'oliva

- 1 cucchiaio di senape di Digione

- 2 cucchiai di miele

- 1 tazza di Couscous

Preparazione:

Preriscaldare il forno a 375 gradi F. Foderare una teglia con un foglio e spruzzare con spray antiaderente.

Fare lo spiedino di pollo, peperone, cipolla, pomodoro, alternando gli elementi fino a esaurimento.

In una piccola ciotola, unire gli altri ingredienti. Spennellarli sugli spiedi e posizionarli sulla teglia preparata.

Cuocere in forno per circa 25-30 minuti, fino a cottura ultimata. Servire su couscous.

Informazioni nutrizionali:

Calorie totali: 532

Vitamine: vitamina A 413µg, B-6 0.6mg, B-12 1.4µg, Vitamina C 76mg, vitamina K 300µg

Minerali: Rame 850 mg, 4 mg di Ferro, Magnesio 97mg, Niacina 9 mg, Fosforo 599mg, Selenio 46µg, 4 mg di Zinco

Zuccheri 12g

56. Chili del Southwest

Un piatto veloce per una sera d'inverno, il chili ti terrà al caldo e farà pompare meglio il tuo cuore. Ricco di ferro e di proteine, questo piatto mantiene i vasi sanguigni forti e la circolazione fluida.

Ingredienti:

- 1 libbra di tacchino macinato magro, cotto

- 1 tazza di fagioli

- 1 spicchio d'aglio, tritato

- 1/2 tazza di cipolla tritata

- 3 tazze di brodo di pollo

- 1 1/2 tazze di chicchi di mais

- ½ tazza di peperone, a dadini

- 2 cucchiai di peperoncino in polvere

- 1 cucchiaino di cumino

Preparazione:

Aggiungere tutti gli ingredienti in un pentolone a fiamma bassa, cuocere per 6-8 ore o a fiamma alta per 4 ore. Servire.

Informazioni nutrizionali:

Calorie totali: 310

Vitamine: vitamina D 9µg, Vitamina E 4mg, vitamina K 62µg

Minerali: Fosforo 223mg, Selenio 21µg, 5 mg di Niacina

Zuccheri 6g

57. Spinaci con aceto balsamico

L'aceto balsamico dona a queste verdure un gusto avvolgente, ottimo per un pasto veloce. Con molte verdure diverse, questo involtino contiene una varietà di vitamine e minerali per aiutare la funzione del cuore ogni giorno.

Ingredienti:

- 1 cucchiaio di olio d'oliva

- 1 piccole zucchine, tagliate a strisce sottili

- 1 peperone rosso tagliato a striscioline sottili

- 1 piccola cipolla, tagliata a strisce sottili

- 1/4 tazza di funghi, tritati

- 1/2 tazza di spinaci

- 2 spicchi di aglio, tritati

- Miele, 2 cucchiai

- Aceto balsamico, 1/4 di tazza

- 2 grandi tortillas di grano integrale

Preparazione:

In una padella media, scaldare l'olio d'oliva a fuoco medio. Una volta caldo, unire tutti gli ingredienti ad eccezione di miele, aceto, e tortillas. Cuocere fino a quando le verdure sono morbide.

In una piccola casseruola, unire il miele e l'aceto. Far cuocere a fuoco medio, portare a ebollizione e lasciar cuocere finché si addensa. Mescolare frequentemente.

Sulla superficie piana, stendere le tortillas. Dividere le verdure cotte tra le tortillas e cospargerle di aceto e miele. Piegare nei lati e arrotolare per formare un burrito. Servire.

Informazioni nutrizionali:

Calorie totali: 522

Vitamine: vitamina A 284µg, Vitamina B6 0.6mg, vitamina C 99 mg, vitamina K 190µg

Minerali: 1047mg di Potassio, Fosforo 283mg

Zuccheri: 44g

58.   Halibut con ceci e pomodoro

Il pomodoro è una grande fonte di vitamina C e può essere facilmente aggiunto a qualsiasi piatto. Prova qualcosa di nuovo con il pomodoro con ceci e halibut per cambiare, o semplicemente per una spinta di vitamina C.

Ingredienti:

- 2 cucchiai di olio d'oliva

- 1 cipolla verde, tritata finemente

- 8 pomodorini a spicchi

- 4 foglie di salvia fresca tritata

- 1 tazza di ceci

- 2 (6 once) filetti di halibut

Preparazione:

A fuoco medio, in una casseruola aggiungere la metà dell'olio e la cipolla. Cuocere la cipolla verde fino a doratura. Aggiungere i pomodori, salvia, e i ceci. Spegnere il fuoco e coprire per tenere in caldo.

Scaldare a fiamma media, in un'altra casseruola, l'olio rimasto, aggiungendo il pesce e cuocendolo su entrambi i lati. Il pesce è cucinato del tutto quando si sfalda facilmente.

Per servire, trasferire i ceci sul piatto di portata. Mettere il pesce in cima. Servire

Informazioni nutrizionali:

Calorie totali: 229

Vitamine: vitamina A 178µg, Vitamina B6 0,4 mg, vitamina B12 1.5µg, Vitamina C 26mg, vitamina K 113µg

Minerali: Fosforo 365mg, Selenio 54µg, Magnesio 32mg

Zuccheri 4g

59.   Rotolini di lasagne

Questo antipasto di lasagne pieno di vitamine e minerali mantiene il tuo cuore attivo. Ogni rotolo è la porzione ideale per una cena di una persona e per un buon pasto in famiglia.

Ingredienti:

- 10 lasagne cotte di grano intero

- 1 (24 once) vaso di salsa marinara

- 1 cucchiaio di olio d'oliva

- 2 spicchi d'aglio, tritati

- 6 tazze di spinaci, tritati

- Ricotta, 1 tazza

- 1 1/2 di mozzarella tagliuzzata

- ½ tazza di cagliata

- 1 albume d'uovo

- 1 cucchiaino di origano secco

- 1/4 tazza di parmigiano grattugiato

Preparazione:

Preriscaldare il forno a 425 gradi F. Aggiungere 1 1/4 tazze di marinara in una casseruola da 13 "x 9" x 2".

In una padella capiente, aggiungere l'olio e scaldarlo a fuoco medio-basso. Soffriggere l'aglio fino a doratura, circa 1 minuto. Aggiungere gli spinaci tritati e soffriggere fino a farli appassire, circa 3 minuti.

In una grande ciotola, unire aglio, spinaci, ricotta, 1 tazza di mozzarella, cagliata, albume d'uovo, origano, sale e pepe.

Su una teglia piana, foderata di carta forno, distribuire le lasagne, aggiungere il formaggio, 1/4 tazza, e il composto di spinaci per ogni pezzo di pasta, distribuito in modo uniforme per coprire le lasagne. Iniziare a rotolare la pasta. Posizionare i rotoli con la parte della giuntura verso il basso, nella casseruola. Distribuire 1 tazza di marinara sui rotoli, cospargere con i rimanenti mozzarella e parmigiano.

Coprire con un foglio di alluminio e cuocere 20 minuti, o fino a quando il formaggio è caldo e frizzante. Se lo si desidera, servire sui panini ulteriore marinara riscaldata.

Informazioni nutrizionali:

Calorie totali: 518

Vitamine: vitamina A 137µg, Vitamina B6 1.3mg, Vitamina C 26mg, 125µg di vitamina K,

Minerali: 14mg di Niacina, Fosforo 420 mg, Selenio 46µg, 3 mg di Zinco

Zuccheri: 24g

60. Arrosto e insalata di barbabietola

Il dolce del miele e gli agrumi fanno di questa insalata di barbabietola una meravigliosa portata. Le barbabietole contengono un alto livello di nitrati, che allargano i vasi sanguigni e consentono un maggiore afflusso di sangue al cuore e al corpo.

Ingredienti:

•   2 barbabietole rosse, sbucciate e tagliate a cubetti grandi

•   2 barbabietole dorate, sbucciate e tagliate a cubetti grandi

•   2 cucchiai di olio d'oliva

•   1 cucchiaio di rosmarino fresco tritato

•   1 cucchiaio di scorza d'arancia

•   3 tazze di spinaci

•   1 grande arancia, sbucciata e tagliata a spicchi

•   1/4 tazza di noci

•   1/4 tazza di formaggio di capra morbido

•   2 cucchiai di miele

•   2 cucchiai di aceto balsamico

Preparazione:

Preriscaldare il forno a 450 gradi F.

Ungere entrambe le barbabietole in olio d'oliva, rosmarino e scorza d'arancia. Cuocere per 20 o 25 minuti, mescolando ogni 10 minuti. Cuocere a fuoco lento. Togliere dal forno e raffreddare completamente.

In una grande ciotola, mescolare barbabietole cotte, spinaci, arance, noci e formaggio. Dividere in ciotole. Condire con miele e aceto e servire.

Informazioni nutrizionali:

Calorie totali: 473

Vitamine: vitamina A 292µg, Vitamina C 56mg, vitamina K 238µg

Minerali: 114mg di Magnesio, Fosforo 232mg

Zuccheri: 38g

61. Pasta con parmigiano e broccolini

Se ti piacciono i broccoli, ti innamorerai dei broccolini! Un ibrido di broccoli e cavoli, i broccolini contengono i nutrienti di ogni verdura. Ottieni una buona dose di vitamine C e K - essenziali per la funzione cardiaca corretta.

Ingredienti:

- 1 cucchiaio di olio d'oliva

- 2 tazze di broccolini, tritati

- 2 spicchi di aglio, tritati

- 1/2-pound di linguine di grano integrale, cotte

- 2 cucchiai di pesto di basilico

- 1/2 tazza di parmigiano grattugiato

Preparazione:

In padella, scaldare l'olio d'oliva a fuoco medio. Aggiungere i broccolini e l'aglio. Cuocere fino a quando i broccolini sono verdi brillanti e quando sono morbidi. Aggiungere le linguine e cuocere fino a riscaldarle. Mescolare con pesto e 3/4 del parmigiano. Dividere nelle ciotole e spolverare di parmigiano rimanente. Servire.

Informazioni nutrizionali:

Calorie totali: 332

Vitamine: vitamina C 40mg, vitamina K 56 mcg

Minerali: Fosforo 266mg, Selenio 45µg

Zuccheri: 2g

62. Sandwich con rucola e uova

Cremoso, croccante, e ricco di vitamine e minerali! Questo pasto è altamente nutriente, dando al cuore una spinta di Magnesio - che impedisce la perdita della funzione cardiaca.

Ingredienti:

- Formaggio feta, 1/4 di tazza

- 2 cucchiai di parmigiano grattugiato

- 1/4 cucchiaino di timo secco

- 1 cucchiaio di succo di limone

- 3 tazze di acqua

- 2 cucchiai di aceto di sidro di mele

- 2 uova

- 1 tazza di rucola

- 1/4 cucchiaino di pepe di Caienna

Preparazione:

Sbriciolare la feta e mescolarla con il parmigiano, il timo e la metà del succo di limone.

Bagnare i germogli di rucola con olio e succo di limone rimanente.

Portare l'acqua e l'aceto a ebollizione in una pentola media. Ridurre l'acqua lentamente e agitare per creare movimento. Mentre l'acqua continua a muoversi, rompere le uova una alla volta nell'acqua. Togliere dal fuoco e lasciar riposare per 5-8 minuti, dipenderà grado di cottura preferita.

Su ogni fetta di pane di segale, spalmare in modo uniforme la rucola. Fare lo stesso con il mix di feta. Con un mestolo forato, rimuovere l'uovo dall'acqua e porlo sulla parte superiore della feta. Cospargere con pepe Caienna e servire.

Informazioni nutrizionali:

Calorie totali: 212

Vitamine: vitamina B12 0,9 mg

Minerali: Fosforo 232mg, Selenio 28 mg, 0,5 mg di Riboflavina

Zuccheri: 2g

63. Tonno Ahi con cetrioli

La freschezza del cetriolo taglia la grassezza del tonno per una perfetta combinazione di consistenza e sapore. La doppia coppia crea un equilibrio di vitamine e minerali salutari per il cuore.

Ingredienti:

- 4 (6-once) bistecche di tonno fresco

- 2 cucchiai di condimento cajun

- 2 cucchiai di olio d'oliva

- 2 cucchiai di semi di sesamo

- 2 cetrioli, a fette

- 1 cipolla rossa, affettata sottile

- Olio di sesamo, 1 cucchiaio

Preparazione:

Risciacquare e asciugare il tonno. Cospargere con Cajun e far riposare per 10 minuti.

Nel frattempo, tostare i semi di sesamo. A fuoco medio, in una piccola casseruola a secco, tostare i semi di sesamo per 3 minuti poi metterli da parte.

In una ciotola media, mescolare cetriolo, cipolla rossa, semi di sesamo e olio di sesamo.

Scaldare l'olio d'oliva a fiamma alta. Cuocere il tonno fino al grado di cottura desiderato. Servire con il mix di cetriolo e sesamo.

Informazioni nutrizionali:

Calorie totali: 518

Vitamine: vitamina A 137µg, Vitamina B6 1.3mg, Vitamina C 26mg, 125µg di vitamina K

Minerali: 14mg di Niacina, Fosforo 420 mg, Selenio 46µg, 3 mg di Zinco

Zuccheri: 24g

64. Arrosto di verdure con le penne

Con una varietà di verdure, questo semplice piatto di pasta è ricco di aminoacidi essenziali, vitamine, minerali e sapore! Questo piatto di pasta sicuramente migliora la funzione cardiaca.

Ingredienti:

- 10 once di penne di grano intero

- 1 tazza di pomodorini ciliegia, tagliati a metà

- 1 tazza di asparagi, tritati

- 1 peperone rosso, affettato

- 1 cipolla viola, a fette

- 1 spicchio d'aglio, tritato

- 1/2 cucchiaio di olio d'oliva

- 1 cucchiaio di pesto di basilico

Preparazione:

Preriscaldare il forno a 400 gradi F.

Stendere asparagi, pomodori tagliati a metà, aglio peperoncino e cipolla in una padella o teglia da forno. Condire con olio d'oliva e cuocere per circa 15 minuti, fino a quando le verdure sono rosolate e gli asparagi teneri. Togliere dal forno.

Mescolare pesto e pasta insieme, aggiungere le verdure e amalgamare.

Informazioni nutrizionali:

Calorie totali: 315

Vitamine: vitamina A 210 mg, vitamina B6 0.5mg, vitamina B12 0,9 mg, vitamina K 98μg

Minerali: 444mg di Calcio, 1050mg di Potassio, Riboflavina 0.5mg, Niacina 6mg

Zuccheri: 15g

ALTRI TITOLI DELL'AUTORE

70 Ricette efficaci per prevenire e risolvere i tuoi problemi di sovrappeso: brucia calorie velocemente utilizzando una dieta corretta e un'alimentazione intelligente

Di

Joe Correa CSN

48 Ricette per eliminare l'acne: Il percorso veloce e naturale per eliminare i tuoi problemi di acne in 10 giorni o meno!

Di

Joe Correa CSN

41 Ricette per la prevenzione dell'Alzheimer: riduci il rischio di sviluppare l'Alzheimer in modo naturale!

Di

Joe Correa CSN

70 Ricette efficaci contro il tumore alla mammella: previeni e combatti il cancro al seno con una nutrizione intelligente e gli alimenti corretti

Di

Joe Correa CSN

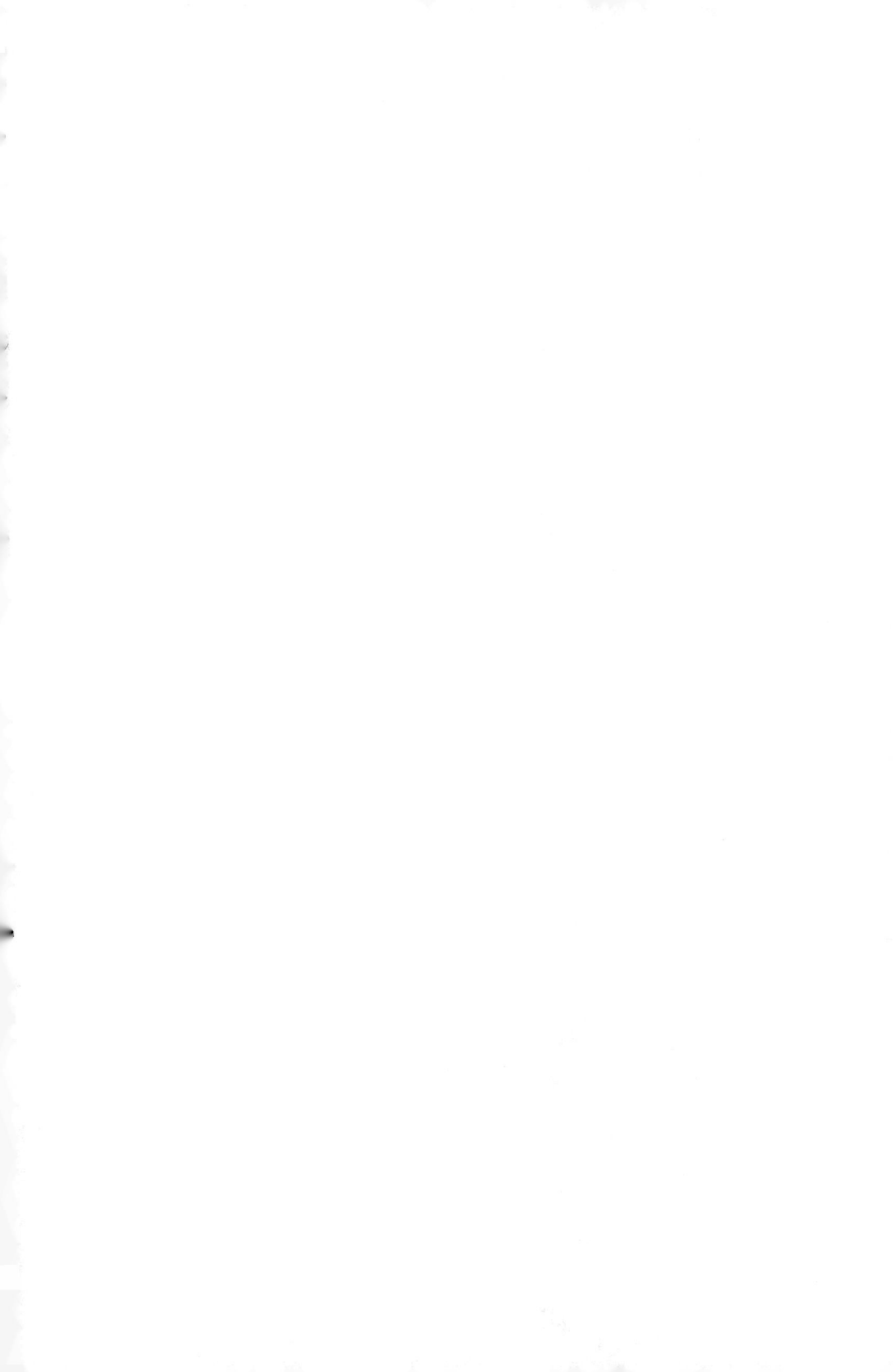

www.ingramcontent.com/pod-product-compliance
Lightning Source LLC
Chambersburg PA
CBHW070936030426
42336CB00014BA/2698